QUESTION DE THÉRAPEUTIQUE

LE

LAIT PHOSPHATÉ

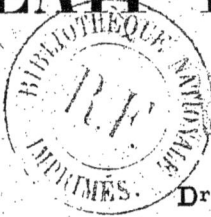

PAR LE

Dr P. HOSPITAL

Médecin en chef de l'Établissement d'Aliénés de Sainte-Marie
à Clermont-Ferrand

CLERMONT-FERRAND

TYPOGRAPHIE ET LITHOGRAPHIE G. MONT-LOUIS

2, Rue Barbançon, 2

—

1897

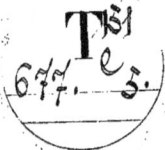

QUESTION DE THÉRAPEUTIQUE

LE

LAIT PHOSPHATÉ

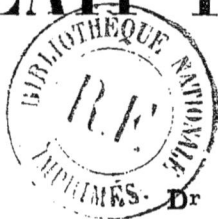

PAR LE

Dr P. HOSPITAL

Médecin en chef de l'Établissement d'Aliénés de Sainte-Marie
à Clermont-Ferrand

CLERMONT-FERRAND

TYPOGRAPHIE ET LITHOGRAPHIE G. MONT-LOUIS

2, Rue Barbançon, 2

1897

LE LAIT PHOSPHATÉ

Depuis quelques années, plusieurs stations thermales, entre autres Royat et Vichy, sont pourvues de « laiteries médicales » dans lesquelles on donne un lait additionné par intussusception, à l'aide probablement d'une nutrition particulière de différents principes médicamenteux et plus spécialement du phosphate de chaux. Ce nouveau mode d'administration des remèdes m'ayant paru présenter un haut intérêt thérapeutique, je l'ai étudié avec soin, en visitant moi-même, en me procurant les documents qui m'étaient nécessaires et en consultant les auteurs. C'est le résultat de ce petit travail que j'ai l'honneur de vous soumettre dans l'espoir d'être utile aux malades.

Dans une station minérale, l'adjonction, au traitement par les eaux, de l'usage du lait phosphaté est une heureuse innovation; dans plusieurs cas, l'agent médicamenteux est souvent le complément thérapeutique de ces eaux.

L'idée d'introduire dans la sécrétion lactée des substances médicamenteuses ou de profiter de celles que les circonstances de la nutrition y ont fait entrer n'est pas nouvelle, peut-être même remonte-t-elle à la plus haute antiquité. Qui sait si les premiers hommes, qui étaient pasteurs, n'ont pas remarqué que le lait des vaches produisait sur l'économie tels ou tels effets, suivant les différentes espèces de végétaux qu'elles paissaient, et qu'ils n'ont pas eu la pensée réflexe d'employer dans certaines maladies tel ou tel lait résultant de certains fourrages, d'où serait née la thérapeutique. Cette hypothèse n'a rien d'excessif, étant donné l'esprit d'observation et d'utilisation de l'espèce humaine. En cherchant bien, on trouverait dans l'histoire, à travers les siècles, des traces d'observations et d'usages de ce que nous venons de dire; mais, arrivons rapidement au commencement de notre siècle : le célèbre médecin Guersent écrit dans le dictionnaire en 60 volumes : « ..... Les médecins avaient pensé qu'on ajouterait, sans doute, aux effets médicamenteux du lait, en nourrissant les animaux avec des plantes médicinales. On a donné avec succès, dans une hémoptysie, le lait d'une chèvre nourrie avec des plantes astringentes. » Et plus loin : « ..... Un trop grand nombre de faits, d'ailleurs, prouve l'influence des substances alimentaires et médicamenteuses sur le lait, pour qu'on puisse maintenant révoquer en doute cette vérité. C'est sur ce fait qu'est fondé le traitement médiat de certain mal sur les nouveau-nés, à l'aide du lait de leurs mères, auxquelles on administre les remèdes. » Un peu plus tard, un consciencieux observateur, Charles Londe, fait une remarque qui donne beaucoup de poids à l'hypothèse du passage, dans le lait, d'agents étrangers à la nutrition : « On découvre, dit-il, une cause naturelle à des accidents survenus à l'enfant et qu'on ne savait à quoi attribuer, à des convulsions, à des coliques, par exemple, lorsque la nourrice aura bu de l'eau-de-vie ou toute autre liqueur enivrante. *(Dict. méd. et chir. prat.)* (1). » *Corpora non agunt nisi soluta,* dit Bacon dans le *Novum organum;* n'est-ce pas vraiment dans le cas qui nous occupe que cet aphorisme a son point d'application ? Ici, le médicament semble être dans le lait plus que dissous, mais bien devenu partie intégrante.

Il serait superflu de faire ressortir l'utilité du lait dans

(1) Tout le monde sait que le miel sécrété par des abeilles qui ont butiné sur de la belladone, du datura et autres plantes toxiques, est lui-même vénéneux.

l'alimentation : il nous nourrit pendant nos premières
années et quelquefois pendant les dernières. Lui et
ses dérivés sont consommés presque universellement;
il est bien peu de peuplades à qui il soit inconnu ; il n'y a
guère que les Chinois à qui il répugne et qui l'appellent
le « sang blanc ». Enfin, les mammifères eux-mêmes
lui doivent leur premier aliment.

Voilà pour l'hygiène. Voyons maintenant son emploi
en l'état de maladie : la médecine lui a de tout temps
reconnu des propriétés toniques et reconstituantes. On
va, maintenant, faire des cures de lait, comme d'eaux
minérales, de raisin, d'air, etc., et on se souvient de
la vogue du lait d'ânesse au xviiie siècle, due à Portal,
vogue qui se maintient encore très florissante. Le lait
mérite, en effet, le double titre d'aliment et de médicament. La mythologie en avait fait l'emblème de l'a-
bondance, et Cérès, déesse de l'agriculture, était re-
présentée avec des seins gonflés en signe des biens dont
elle dotait la terre. L'antiquité l'appréciait tellement
qu'il faisait presque toujours partie des oblations dans
les cérémonies religieuses, et le nom de « voie lactée »
donnée par les anciens à la bande de nébuleuses qui
traverse le ciel, qu'Herschel supposait composée de
milliers d'étoiles et qu'ils attribuaient à une goutte
de lait échappée du sein de Junon pendant qu'elle
donnait fortuitement à téter à Hercule, témoigne encore
de l'importance qu'on lui attribuait. Avec un peu d'i-
magination, on pourrait voir dans l'emblème ci-dessus
la représentation des milliers de globules blancs et sphé-
roïdes qu'on aperçoit au microscope dans une goutte
de lait; mais les anciens ont-ils connu le microscope
avant Leuvenlœk, qui passe pour son inventeur au
xviie siècle? Non. Mais je ne serais pas étonné qu'ils
se soient servis de loupes, à l'emploi desquelles ils auraient
été amenés par l'observation de ce qui se passe dans
les grains de carreaux de verre et dans les gouttes d'eau,

et surtout si on en juge par l'extrême finesse de certaines
pierres gravées dont nous ne pouvons apprécier le fini
qu'avec un verre grossissant. Ce passage de Sénèque
donnerait raison à cette assertion : *Litteræ, quamvis mi-*
nutæ et obscuræ per vitream pilam aqua plenam majores
clarioresque cernuntur. Je ne sais plus où j'ai lu que
l'empereur Néron, affecté de la vue, s'était fait tailler
un lorgnon dans une émeraude.

Bien des passages d'Homère et de Virgile nous indiquent
l'usage fréquent du lait et de ses préparations chez les Grecs
et les Romains. Pareils renseignements se retrouvent re-
latés dans les dictionnaires sur l'antiquité, de Saglio,
de Chéruel, de Bosc, de Rich et d'autres encore, et, pré-
sentement, ne dit-on pas, frère de lait, sœur de lait?
Aujourd'hui il est une des pierres angulaires de la cuisine
moderne, soit seul, soit mélangé à d'autres liquides, sucs,
pâtes, fécules, ou associé à des préparations multiples;
il est consommé en quantité énorme et les végétariens
eux-mêmes n'ont garde de le négliger.

L'idée d'ajouter à ce bienfaisant liquide des ingrédients
destinés à réagir favorablement sur les maladies, et aux-
quels il devait seulement servir d'excipient, doit être aussi
ancienne que le monde ; c'est ce que firent les premiers
hommes, et c'est ce qui se fait encore de nos jours ; quantité de remèdes et même d'eaux minérales sont administrés dans du lait ; il a même servi à l'usage externe, pour
onctions et pansements ; et on connaît l'habitude des
nourrices de nettoyer avec leur propre lait les yeux rou-
gis de leur nourrisson. Certains de ses éléments constitu-
tifs sont, dans quelques cas, plus particulièrement em-
ployés : c'est ainsi qu'entre autres, l'acide lactique est
utilement administré dans l'entérite verte des petits enfants.

Mais il était réservé à l'époque contemporaine, grâce
aux immenses progrès effectués dans ces derniers temps
par la chimie organique et par la physiologie expérimen-

tale, de chercher à incorporer telles substances dans le
lait, non plus par simple mélange ou dissolution directe,
mais bien pour ainsi dire *ab ovo*, dès la création du
fluide nourricier dans les glandes mammaires, par l'inges-
tion de cette substance dans le corps. On avait d'ailleurs
été porté à l'hypothèse du passage de certaines substances
à travers le corps, avec éliminations consécutives en na-
ture, dans les liquides sécrétés, par l'observation d'un certain nombre de ces cas, et on a souvent, en thérapeutique,
utilisé cette propriété, non sans succès ; nous avons vu plus
haut qu'on a fait prendre à une nourrice des remèdes qui,
par le lait, devenaient utiles au nourrisson ; M. Cazeaux,
dans son *Traité d'obstétrique* dit : « Une foule d'observations journalières montrent que l'odeur, la saveur et même
la couleur de certaines substances peuvent se communiquer au lait ; il en est ainsi de l'ail, de la rave, de la saveur amère de l'absinthe, de la coloration spéciale de la
garance et du safran. La thérapeutique a depuis longtemps
déjà mis à profit cette particularité qu'ont certaines
substances de communiquer au lait une partie de leurs
propriétés. Ainsi, Haller guérissait certaines coliques des
enfants en faisant prendre à la nourrice les fruits de
l'anisum-pimpinella. Certains purgatifs, comme la rhu-
barbe et la gratiole, administrés à la mère, purgent aussi
l'enfant ; l'iodure de potassium, le proto-chloruré de mer-
cure, pris par celle-là, guérissent en même temps celui-ci
de la syphilis congénitale ou acquise ». Ne sait-on pas
qu'une vache laitière, étant nourrie exclusivement pendant un certain temps, du même aliment, celui-ci finit par
se déceler dans le lait, par le goût, l'odorat et ses propriétés particulières ; n'a-t-on pas remarqué que les
excréments des chiens errants, qui en sont réduits à
se nourrir presque exclusivement d'os, sont très riches
en sels terreux, lesquels sels ont cependant été di-
gérés ; c'est à telles enseignes qu'il n'y a pas encore bien
longtemps, on calcinait ces excréments pour en retirer

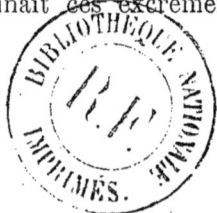

le phosphate de chaux qu'on administrait ensuite aux affaiblis.

Le procédé par lequel le phosphate est introduit dans le torrent circulatoire, a été je crois, imaginé par le Dr Stawecki, qui exerça pendant quelques années à Clermont-Ferrand, procédé tenu secret mais qui est employé dans diverses laiteries, en particulier celles de Royat et de Vichy ; quel que soit ce procédé, son résultat est la participation intime et en quelque sorte devenue partie constitutive du lait de vache, d'une substance qui, par elle-même est extrêmement peu soluble dans les fluides organiques, je veux parler du phosphate de chaux ; cela est si vrai, que lorsqu'on l'ordonne sous forme de préparation pharmaceutique, autrement dite magistrale, on est obligé d'y ajouter de l'acide chlorhydrique pour augmenter un peu sa solubilité, d'où le nom de « chlorhydro-phosphate de chaux ».

En attendant que le dernier mot soit dit sur l'arsenal des médicaments alexipharmaques et autres destinés à combattre le rachitisme et la tuberculose qui, en injections, qui en sublimation, potion, pulvérisation, supposition, culture, bouillon, inhalation d'air ozonisé ; en lymphe, en sérum, en tuberculine, en atmosphère d'altitude extrême, en air comprimé, en kinésithérapie et orthopédie, c'est encore le phosphate de chaux qui détient le record ; fût-il un jour relégué au second rang, son emploi à titre réparateur ne saurait être abandonné. Associer organiquement ce sel, auquel nous devons un tiers de nos os, au plus nutritif et au plus digestif des aliments, peut donc être considéré comme une très heureuse innovation.

Comment s'y prennent les inventeurs pour opérer l'état d'intussusception du phosphate, ou au besoin, de tout autre médicament dans le corps de l'animal galactophore, c'est leur secret ; mais il y a de grandes probabilités que ce soit par les voies digestives. Quoi qu'il en soit, des analyses chimiques faites avec soin par des spécialistes de la capitale, ont constaté dans le lait des vaches ainsi préparées jusqu'à plus de 3 grammes d'acide phosphorique par litre de lait, ce qui correspondrait à 7 grammes au moins de phosphate tricalcique. Ce lait, ainsi additionné d'une substance médicamenteuse, par le seul travail d'un organisme vivant, doit être nécessairement dans d'excellentes conditions d'assimilation. On peut donc en ordonner l'usage dans les cas de phtisie, de rachitisme, d'ostéomalacie, de strumes, de scrofules, de débilité, d'anémie, d'affections stomacales, d'épuisement, de fractures à consolidations lentes ; c'est ce que nous désirions expliquer.

Puisque tout, dit-on, se termine en France par une chanson, terminons, nous, par une plaisanterie, qui aura pour excuse de contenir peut-être bien une vérité, vérité qui serait dès lors le couronnement du traitement en question, la voici : Quel que soit le mode d'introduction de l'agent thérapeutique dans le lait médicamenteux à sa formation dans les glandes galactogènes, cet agent, quel qu'il soit ne peut y être apporté que par le torrent circulatoire, il n'y a pas à sortir de là ; or, ce torrent parcourt, inonde, nutrifie tout le corps de l'être vivant en admettant, ce qui du reste est vrai dans une certaine mesure, que certaines substances, minérales ou végétales et mêmes quelques-unes animales, comme le musc et le castoreum, agissent plus énergiquement, par leurs propriétés spéciales, sur certains organes que sur les autres, il n'est pas probable que ledit torrent circulatoire n'en dépose que dans les organes touchés, il y en a donc un peu partout, non-seulement dans les sécrétions mais aussi dans les tissus. La preuve en est dans les recherches toxicologiques alors qu'on retrouve le poison un peu partout ; c'est ce que nous démontre en particulier pour l'arsenic le célèbre appareil de March ; on prétend même que les chiens qui dévorent un renard empoisonné par la strychnine, ne tardent pas à en ressentir les terribles atteintes. Qu'est-ce qu'une partie de la thérapeutique si ce n'est l'emploi discerné et à petites

doses de la plupart des toxiques ? Tous les expérimenta-
teurs médicaux vous diront que dans l'usage interne
longtemps prolongé d'un agent thérapeutique, il se fait à
la longue dans le corps de l'intéressé une sorte d'emmagasinage de l'agent employé, qu'il soit absorbé thérapeuti-
quement, comme dans les traitements de longue haleine,
ou fortuitement comme dans certaines circonstances de
l'existence usuelle ou par nécessité d'état, comme dans
les accidents mercuriels, saturnins et autres, volontaire-
ment comme dans l'alcoolisme, le morphinisme, le cocaïsme,
le tabac, etc., emmagasinage qui finit par déterminer lui-
même des phénomènes morbides qui ne s'arrêtent qu'avec
la suppression de l'agent générateur, *sublata causa tollitur
effectûs* avec lequel il faut compter et qu'il faut même
traiter ; comment s'effectue cette élimination qui, en
effet, s'opère peu à peu non sans laisser quelquefois der-
rière elle des ruines irréparables ; cette élimination ne
peut se faire que par les sécrétions et les déjections, par
les premières surtout. Or, étant donnée une vache galac-
togène qui a été pendant plus ou moins longtemps traitée
par telle substance médicamenteuse, mettons en particulier le phosphate de chaux, il y a très à admettre que
tout ce phosphate n'a pas été éliminé par la sécrétion
lactée, il a dû s'en emmaganiser dans tout le corps, on
fera féconder plusieurs fois de suite, admettons, la vache ;
mais il arrivera une époque de sa vie où elle ne sera
plus fécondable et par conséquent où elle ne donnera plus
de lait, il n'y aurait plus qu'à la sacrifier et à la débiter
dans une boucherie spéciale, annexe des laiteries en question, où les fervents du lait médicamenteux viendront
s'approvisionner et continuer ainsi leur traitement dans
des conditions excellentes et moins monotones que celles
du lait ; au lait phosphaté on joindrait les aloyaux et les
côtelettes non moins phosphatées. On pourrait même
organiser des festins pris en commun pour ne pas laisser
gâter les viandes et joindre ainsi l'agréable à l'utile,

ce seraient des banquets de Pythagore dont la table aurait peut-être le don de multiplier l'effet curatif.

Nous venons de parler d'emmagasinement de remèdes dans l'économie et des graves inconvénients qui pouvaient résulter de cet état de saturation. Si nous faisons un rapprochement entre le physique et l'intellectuel, ne voyons-nous pas des personnes qui, la tête farcie de romans et autres lectures indigestes, finissent devant cet autre genre d'emmagasinage par subir le sort de Don Quichotte, l'illustre héros de Cervantès, croient que « c'est arrivé » et déraillent un tantinet. Cette thèse, très intéressante, est assez développée par elle-même pour mériter une étude particulière.

Puisque je suis en veine d'imagination, je me demande s'il ne serait pas possible d'appliquer la méthode d'intussusception médicamenteuse, non-seulement aux animaux mais aussi aux végétaux ; on a remarqué que certains champignons comestibles deviennent vénéneux quand ils poussent dans certaines conditions telluriques ou au pied de certains arbres, ils se sont donc assimilé des éléments étrangers à leur constitution normale ; tous les jardiniers savent qu'en arrosant les racines de quelques plantes avec des solutions particulières, on change la coloration de leurs fleurs, les hortensias par exemple ; on sait qu'en arrosant d'une solution ferrugineuse une plante débile et anémique, on lui rend la vigueur. On arrivera à faire pénétrer dans les végétaux comestibles par les vaisseaux laticifères et scalariformes des produits pharmaceutiques qui répandus et déposés dans les fruits, les feuilles, les fleurs, les racines, l'écorce, rendront ces organes médicamenteux ; le temps n'est pas loin où Apicius et Lucullus, remplaçant l'antique et scrupuleux apothicaire, on nous offrira sur les tables d'hôte des stations médicales des pêches ferrugineuses, des petits-pois phosphatés, des salades au bromure et des culs d'artichauts imprégnés de chloral ; cette manière de se traiter aura au moins l'avantage d'être charmante et tout le monde, comme dans l'*Ile des Morticoles*, de Daudet, voudra être malade pour être ainsi traité, quelques bons dîners et tout sera dit. Mais je m'aperçois que je me laisse entraîner par la « folle du logis », je suis peut-être plus excusable qu'un autre de l'avoir quelques instants écoutée, néanmoins il est grand temps que je m'arrête.

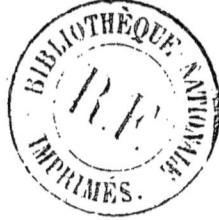

Clermont-Ferrand, typographie et lithographie G. Mont-Louis, rue Barbançon, 2.

CLERMONT-FERRAND. — TYPOGRAPHIE G. MONT-LOUIS.

www.ingramcontent.com/pod-product-compliance
Lightning Source LLC
Chambersburg PA
CBHW050413210326
41520CB00020B/6581